STOMATOLOGIE
DE
GUERRE
ET
Prothèse Cranio-Faciale

PAR

F. FABRET O. I.

Inspecteur départemental d'Hygiène dentaire

1er FASCICULE

Contribution à l'étude des moyens économiques pratiques et rapides pour restaurer d'une manière efficace l'esthétique et les fonctions des organes de la face et du crâne.

OCTOBRE 1915

-ation par fascicules qui, réunis à la fin de la -rmeront un ouvrage illustré.

A Monsieur le Préfet des Alpes Mmes

en hommage de respectueux

dévouement

[illegible]

Stomatologie de Guerre
et
Prothèse cranio-faciale

STOMATOLOGIE
DE
GUERRE
ET
Prothèse Cranio-Faciale

PAR

F. FABRET O.I.
Inspecteur départemental d'Hygiène dentaire

Contribution à l'étude des moyens économiques pratiques et rapides pour restaurer d'une manière efficace l'esthétique et les fonctions des organes de la face et du crâne.

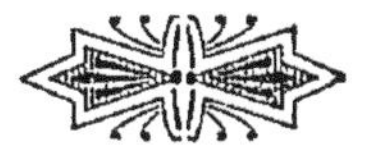

GRASSE
IMPRIMERIE LOUIS CARESTIA
—
1915

Avant-Propos

Les constatations faites au cours de cette année de guerre permettent d'affirmer que l'absence ou le mauvais état des dents ont rendu indisponible la valeur de plus de deux corps d'armée.[1]

Cependant, nombre d'édentés ou de sujets possédant de mauvaises dents ont fait campagne.

Sans cette bonne volonté, le nombre d'indisponibles aurait atteint 100.000 hommes.

C'est que l'hygiène dentaire, à peine instituée dans nos écoles, n'a pas eu d'effet rétroactif et 80 °/o des dents de nos soldats sont cariées ou absentes.

Beaucoup ont été évacués du front, soit souffrants, soit débiles, une mastication insuffisante ayant entraîné le cortège des conséquences : gastrites, gastro-entérites, désassimilation, dénutrition.

Notre devoir était de rendre à ces braves le moyen de recouvrer la santé pour leur permettre de courir de nouveau au combat.

En présence de cette tâche considérable, nous

---

(1) Statistiques comparées émanant de formations sanitaires et dépôts.

avons cherché les moyens de joindre la rapidité à l'efficacité des soins.

Répudiant l'extraction expéditive mais causant une mutilation nuisible à la mastication, nous avons cherché une méthode conservatrice applicable à la multitude des cas.

Ces méthodes seront décrites au cours de ce rapport. Elles nous ont permis de guérir de leurs affections tous les patients qui se sont présentés, de leur rendre la possibilité d'une alimentation substantielle qui leur a permis de rejoindre leurs camarades en possession de tous leurs moyens.

Mais notre rôle ne s'est pas limité à la simple dentisterie opératoire : la chirurgie a fait appel à nos connaissances spéciales. Nous avons dû intervenir dès le début des hostilités.

Fin août 1914, nous installions à l'Hôpital militaire auxiliaire N° 14 (Grand-Hôtel à Nice) un service complet de chirurgie et de prothèse dentaires et, grâce aux savants conseils du médecin chef, M. le chirurgien Grinda, nous avons obtenu les résultats remarquables qui seront plus loin décrits.

Les blessés des maxillaires offrent, en effet, les lésions les plus graves qui peuvent se terminer par la mort ou par une impotence fonctionnelle permanente, sans compter les déformations de la face qui défigurent le sujet.

Le premier blessé par fracture du maxillaire inférieur, reçu dans notre formation sanitaire, est mort en arrivant. Faute d'intervention en temps utile, l'infection avait déjà accompli son œuvre : il a succombé à la broncho-pneumonie.

Tous les autres ont pu être sauvés; quelques-uns cependant, présentaient à leur arrivée des lésions tellement graves qu'une issue fatale semblait prochaine.

Il nous a été donné aussi d'examiner des fracturés

du maxillaire inférieur défigurés à jamais ou dont la mastication était désormais impossible par ankylose des condyles, fractures non réduites, cals vicieux, toutes conséquences graves qui auraient pu être évitées grâce à une intervention entendue faite en temps utile.

Nos soins ne se sont pas bornés à la réduction des fractures, à l'extraction d'esquilles et de corps étrangers, à la chirurgie des plaies, au redressement des fragments déviés, à la restauration des parties manquantes, au rétablissement des diverses fonctions buccales et de l'esthétique.

Nous avons refait les parois des cavités sinusitaires, reconstitué la charpente des nez pour que la rhinoplastie intervienne en rendant à l'organe disparu sa forme et sa fonction.

Nous avons refait des arcades zigomatiques dans la même intention, ne nous interrompant qu'au moment où une circulaire ministérielle a prescrit de diriger ces blessés vers les centres stomatologiques abondamment pourvus d'un matériel adéquat et sous la direction de maîtres incontestés.

Cette décision ministérielle a été salutaire en tous points : en même temps qu'elle assurait la sécurité des blessés (il n'y a pas de chirurgien-dentiste dans toutes les formations sanitaires), elle nous permettait d'intensifier la restauration dentaire chez les non-blessés des maxillaires et chez les hommes des dépôts.

Bientôt la chirurgie faisait de nouveau appel à nos connaissances prothétiques : beaucoup de trépanés souffrent de brides cicatricielles formant adhérences entre le cuir chevelu et la dure-mère et dont les moindres conséquences sont les accidents d'épilepsie jacksonnienne, les hémiplégies, sans compter les risques graves en cas de choc sur cette partie du cerveau non protégée. Des essais de greffes à l'aide d'os de lapins n'ont pas donné de résultats satisfaisants. La prothèse dans ce cas, est plus sûre.

M. le médecin-major de Vaucresson, chirurgien militaire de carrière, me confia le premier cas, bientôt suivi d'autres cas opérés avec une réussite parfaite avec MM. les chirurgiens Mariau et Bremond. Toujours les chirurgiens ont constaté la disparition complète des accidents dus à la formation des brides et l'impotent est devenu un homme valide.

Les appareils varient avec chaque cas et seront décrits avec l'observation résumée. Ils se composent en substance d'une plaque d'or, comblant la fontanelle, scellée à l'os du crâne et séparant la dure-mère du cuir chevelu.

Nous avons pensé que la publication des diverses observations recueillies dans le cours de cette première année de guerre contribuerait à l'étude des moyens pratiques pour une application spéciale des ressources de l'art dentaire dans la chirurgie de guerre.

C'est dans cet esprit que nous avons entrepris d'écrire une série de feuillets illustrés de schémas, heureux si nous avons pu, par nos modestes recherches, contribuer à réparer le désastre des combats et à rendre à la Patrie maint défenseur justement impatient de courir de nouveau la défendre.

Août 1915.

F. Fabret.

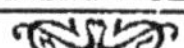

PROTHÈSE DU CRANE

Chez les trépanés, des brides cicatricielles, formées entre la masse profonde du cuir chevelu et la dure-mère, créent des adhérences dont les conséquences se traduisent par des accidents graves (hémiplégies, épilepsie jacksonnienne, etc.), qui seront décrits dans les observations qui suivent.

En outre, cette béance dans laquelle s'affaisse le cuir chevelu, soulevé par les pulsations rythmiques des vaisseaux de l'encéphale, constitue pour le sujet un danger permanent. Une appréhension constante et pénible le préservera difficilement d'un choc accidentel souvent fatal.

Combler solidement cette ouverture par un appareil sûr et toujours toléré, c'est faire d'un malheureux impotent un homme franchement valide.

La prothèse a résolu ce problème.

OBSERVATION I

par

LE MÉDECIN-MAJOR DE 1re CLASSE

TRUTIÉ DE VAUCRESSON

Médecin-chef de l'Hôpital " Régina "
et de la Clinique chirurgicale des Augustines

ET

F. FABRET

Chirurgien-Dentiste

NICE

Trépanation du Crâne
pour
Lésions cérébrales sans fracture

Accidents d'épilepsie jacksonnienne consécutifs

Restauration de la voûte cranienne par une plaque en or perforée. Guérison.

M....t Louis, 33 ans, cultivateur, soldat de 2me classe au ...me d'Infanterie, ..me Compagnie, sans antécédents spécifiques, éthyliques ou bacillaires.

Parti en campagne le 3 août 1914.

Le 1er novembre 1914, à 18 heures, étant en sentinelle dans un boyau, a reçu sur le côté gauche du crâne, une pierre du poids de 1 kilog. environ, projetée par un obus explosif. A perdu connaissance et a été transporté par ses camarades dans la tranchée de deuxième ligne à 40 mètres de là, où on lui fit prendre un peu de café. A repris sa faction deux heures après, à 20 heures, ne se sentant plus de rien.

Rien à signaler jusqu'au 21 février 1915, sauf quelques maux de tête et des douleurs irradiées peu accentuées dans les deux cuisses.

Le 21 février, à 21 heures, en allant chercher des fils de fer, est pris de douleurs plus vives dans la cuisse droite. Son membre inférieur droit cédant sous lui, se fait une entorse du genou droit.

Transporté au poste de secours, est évacué sur Verdun le 22 février 1915, où il ne fait que passer et de là à Nice, à l'Hôpital Auxiliaire no 29 (Riviera

Palace) où il arrive le 25 février, avec le diagnostic suivant :

Légère entorse du genou. Violents maux de tête dans la région fronto-temporale gauche. Contracture de tous les muscles du membre inférieur droit. Difficulté pour fléchir le genou ou le cou-de-pied. Sensibilité normale des deux côtés. Réflexes oculaires normaux; pas de fièvre; réflexe rotulien exagéré à droite, normal à gauche. Urines normales.

Les phénomènes douloureux cèdent un peu à la suite de la médication au bromure et valériane. Douleurs diminuées, parfois disparues ; contracture du membre inférieur droit diminuée : le malade peut marcher, mais péniblement.

Le 3 mai. — Le malade est pris de tremblements légers du membre inférieur droit, facilement calmés par chloral et bromure.

Le 5 mai. — Au matin, violentes convulsions toniques et clowniques du membre inférieur droit, calmées par des inhalations de chloroforme et des potions au *choral.*

Réflexes oculaires normaux, réflexe rotulien plus exagéré à droite, pas de modification de la sensibilité.

A partir du 6 mai : le membre inférieur s'agite toujours, même quand le malade dort. Il commence à apparaître des contractures des muscles dans les bras, ainsi que des bâillements subintrants. Le blessé ne peut plus causer, est atteint de photophobie.

Evacué le 11 mai 1915 sur les Augustines pour intervention, avec le diagnostic suivant :

Secousses toniques et clowniques du membre inférieur droit, avec contracture de tous les muscles. Violents maux de tête, bâillements conti-

nuels subintrants. Le blessé ne peut pas causer. Photophobie très marquée.

L'examen du cuir chevelu, rasé, ne permet de constater la présence d'aucune cicatrice. On décide alors de trépaner au centre du membre inférieur droit.

1re OPÉRATION

Reg. obs. p. 172, M. le médecin-chef VIALLE

Le 12 mai 1915. — Anesthésie au chloroforme. L'examen du crâne après large lambeau à pédicule inférieur permet de constater qu'il n'y a aucune lésion apparente du squelette (fissure, fêlure), pas non plus d'épaississement.

Dans ces conditions on trépane délibérement au niveau des centres du membre inférieur droit, à l'extrémité supérieure de la zone rolaudique gauche. Après application de trois couronnes de trépan de Doyen et ablation des ponts osseux à la pince coupante, on crée une brèche osseuse ovalaire à grand diamètre antéro-postérieur. La surface endocranienne sous-jacente n'est pas animée de battements, mais paraît saine. La dure-mère n'est pas incisée. Un drain et une mèche sont mis dans la brèche et le lambeau est partout ailleurs suturé au crin de Florence.

Les suites opératoires sont excellentes : tous les phénomènes ont disparu, la plaie s'est réunie par première intention.

Le 10 juillet 1915. — A la suite d'une promenade dans le jardin par un soleil éclatant, le blessé est pris de violents maux de tête. A ce moment, on constate un léger strabisme, perte de mémoire, des secousses dans les membres inférieurs et dans les muscles des gouttières vertébrales. Les phénomènes ne cédant pas, on décide une nouvelle intervention.

2me OPÉRATION

Reg. p. 238. M. le médecin-chef DE VAUCRESSON

Le 21 juillet. — Même lambeau que le 12 mai. Au niveau de la brèche osseuse, le cuir chevelu est très adhérent à la dure-mère, à laquelle il en est relié par du tissu fibreux très dense.

On incise la dure-mère qui ne bat pas. On referme après avoir laissé une mèche.

Suites immédiates excellentes.

Le 22 juillet au soir, nouvelle crise : violents maux de tête et photophobie très marquée. Cette crise cède le 23 juillet au matin sans médication.

On enlève la mèche le 6 août : Pour éviter les adhérences et le retour des accidents, la prothèse du crâne est décidée.

3me OPÉRATION

Le 4 Septembre 1915. — *Prothèse du crâne sous chloroforme faite avec le concours de M. F. FABRET*

Une plaque en or perforée est appliquée sur la brèche osseuse qu'elle obture exactement. (Les détails de la technique opératoire sont donnés ci-après.)

A la suite de cette opération, il y a une légère suppuration qui n'influence en rien l'état général. Pas de fièvre.

Le 3 octobre. — Réflexes rotuliens normaux, pas de fièvre, *le malade est dans un état qu'il ne connaissait plus depuis le 1er novembre 1914.*

Encore un léger point de suppuration.

TECHNIQUE de la PROTHÈSE CRANIENNE

Obturation d'une Ouverture pratiquée dans le pariétal droit par trépanation

La technique de cet appareil repose sur le principe décrit par mon confrère Raynal, de Marseille.

Il importe que cet appareil soit simplifié, facile à adapter et d'une solidité parfaite.

Il importe surtout que la minutie de la préparation soit telle, qu'on n'ait rien à modifier au moment de l'opération qui, rapidement conduite, nécessite déjà plus d'une heure de sommeil.

Voici comment nous avons procédé :

Le blessé nous a été présenté après cicatrisation complète (fig. 1. *Voir pages 23 à 28)*.

Le cuir chevelu étant rasé, on aperçoit une dépression comme une pièce de cinq francs, barrée par une cicatrice dépressible et pulsatile.

Le moment de l'intervention était propice.

Les phases de l'établissement de l'appareil peuvent être divisées en trois.

PREMIÈRE PHASE : *Empreinte*

Son premier temps consiste dans la palpation, pour délimiter exactement les bords de la brèche cranienne.

Lorsque ce repérage est fait, on trace au crayon communicatif une ligne qui délimite exactement le bord de l'os (fig. 2).

On prend ensuite l'empreinte.

Le stents est ici bien préférable au plâtre, car il permet de comprimer légèrement les tissus mous et d'obtenir ainsi une épreuve plus accentuée de la cavité osseuse.

La trace du crayon communicatif est imprimée sur l'empreinte.

Pour augmenter la sécurité dans la précision, un gabarit en plomb est découpé sur le sujet même (fig. 3) et contrôlé par le chirurgien qui a opéré la trépanation. Celui-ci se rend compte ainsi de la forme et de l'importance de l'appareil.

Il prescrit les modifications nécessaires.

Deuxième Phase : *Manipulations au laboratoire*

Le premier temps comprend le coulage de l'empreinte et son démoulage.

Une fois le moule obtenu on comble, avec de la cire, le creux formé par la dépression osseuse dans la limite de la trace au crayon, qui, de l'empreinte s'est communiquée au plâtre (fig 4); dans cette cire on trace un large sillon en Y renversé (fig. 5) ; ce sillon, reproduit dans l'estampage de la plaque recevra les attèles (fig. 6).

Ce dispositif est nécessaire pour plusieurs raisons :

1° La gouttière estampée renforce la plaque ;

2° Elle protège la soudure des attèles laissant lisse la partie supérieure de la plaque. Sur cette face glissera le cuir chevelu, qui ne doit rencontrer aucune solution de continuité ni rugosité.

On aurait pu sans cette précaution souder les attèles à la partie inférieure de la plaque où toute saillie adoucie par le polissage peut être permise, mais si un choc violent sur le crâne venait à se produire ultérieurement les attèles pourraient se dessouder, former corps tranchant, et, n'étant pas retenues par la gouttière, pénétrer dans le cerveau : aucun risque de ce genre avec notre dispositif.

Le modèle étant préparé sert à couler une matrice en zinc et une en étain qui permettent l'estampage parfait de la plaque. Elle affecte la forme d'un bouclier renforcé et c'est bien un bouclier renforcé qui est nécessaire pour protéger le cerveau (fig. 7).

Cette plaque est d'autant plus solide qu'elle est *estampée* en forme *concave* en or *laminé* au titre de *18 karats* et que son épaisseur est de 9 à 12 dixièmes.

Les attèles sont soudées sur toute leur longueur et

forment le squelette de l'appareil. Elles sont en or fin (*22 karats*) à cause de leur rapport intime avec l'os du crâne ; ce sont elles qui, formant griffes, seront rivées dans l'épaisseur du pariétal (fig 7 bis).

L'ensemble étant décapé, on dessine les ouvertures qui permettront les échanges physiologiques à travers la plaque. Ces ouvertures ne doivent pas être percées à la légère, pour ne compromettre en aucune façon la solidité de la plaque. Leur conception donne à l'appareil une certaine élégance qui certes n'a pas été recherchée (fig. 8).

Un polissage minutieux évite tout bord tranchant, la pièce est prête.

Troisième Phase : *Mise en place.*

Le malade étant endormi, le chirurgien découpe le cuir chevelu faisant un lambeau circulaire et découvrant complètement l'orifice de la trépanation (fig. 9) les adhérences cicatricielles sont disséquées, l'os dépériosté à la rugine, l'hémostase assurée.

Le chirurgien-dentiste intervient alors.

Il présente la plaque.

Elle doit couvrir toute la cavité, les attèles atteignant une zone osseuse très résistante. Elle doit s'appliquer exactement sur l'os : tout bâillement doit être corrigé avec une pince mousse pour éviter de produire des encoches tranchantes.

Ceci fait, avec une grosse fraise à racine munie d'un guide (fig. 10), on taille une gouttière dans la table externe de l'os en évitant d'atteindre le diploë. A la périphérie de cette gouttière on creuse une rainure dans laquelle viendront s'encastrer très exactement les bords de l'appareil.

Celui-ci étant maintenu, on creuse sous les attèles, et à 2 millimètres de leur extrémité, une rainure profonde de 3 millimètres, large de 4 millimètres et dont la direction oblique semble vouloir rejoindre le centre de la fontanelle (fig. 11).

Il ne reste plus qu'à courber en griffe l'extrémité des attèles et à les river.

Pour cela, on courbe d'abord la première attèle à angle aigu et on la présente : elle doit s'ajuster d'emblée. La seconde attèle est courbée à angle droit, puis présentée.

Enfin, la troisième doit être courbée un peu court pour qu'en présentant la pièce celle-ci entre en forçant par les attèles dans les rainures. Alors, avec un instrument de contention et un rivet (fig. 12) on courbe, à coup de maillet, les griffes à angle aigu jusqu'à complète fixation.

L'appareil est posé (fig. 13).

Le chirurgien remet le lambeau en place et place un drain.

L'opération est terminée (fig. 14 et 15).

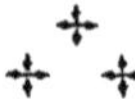

Tels sont les résultats de la prothèse cranienne.

Au point de vue mécanique, si nous pouvons nous exprimer ainsi, ils sont contrôlés par la radiographie ci-jointe, qui montre leur perfection dans l'application et dans l'ajustage de l'appareil prothétique.

Au point de vue clinique, on voudra bien se reporter aux constatations faites par l'opéré à la date du 4 octobre : Il n'y a plus *aucun symptôme anormal d'aucune sorte* et le blessé est dans un état qu'il ne connaissait plus depuis le 1er novembre 1914.

C'est donc la *guérison absolue* avec une restauration anatomique et fonctionnelle intégrale.

Allons plus loin. Le blessé, qui, sans prothèse, serait resté un infirme définitif, a recouvré dans son intégrité sa capacité de travail et sa valeur sociale.

Sans la prothèse, il aurait reçu une pension de retraite de la 5e classe de l'échelle de gravité. Actuellement, il reste soldat et, après une courte convalescence, il sera susceptible de retourner au front.

En définitive, l'Etat économise une pension de retraite et garde un combattant.

PLANCHES RELATIVES

à la

PROTHÈSE DU CRANE

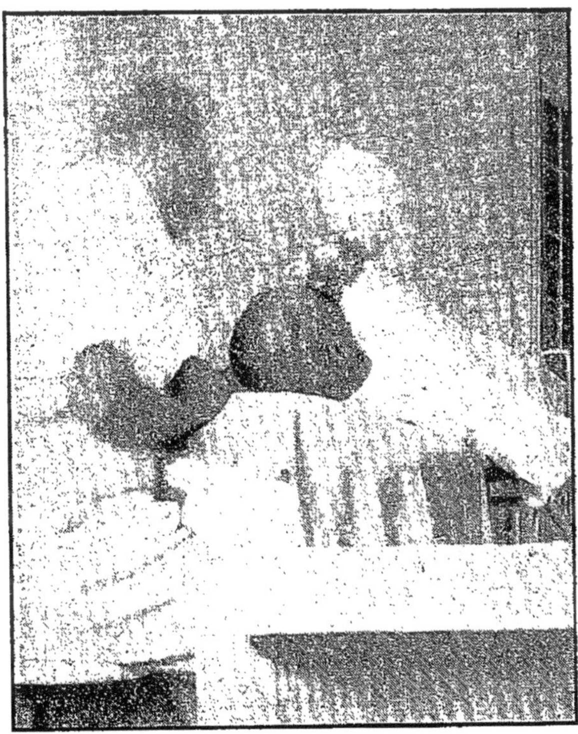

Fig. 1

La cicatrisation est complète, mais on aperçoit une dépression grosse comme une pièce de cinq francs barrée par une cicatrice.

Le cuir chevelu s'est affaissé et sa masse molle laisse apercevoir les pulsations qui la soulèvent.

Parfois le cuir chevelu très épais et les tissus de cicatrice empêchent cette constatation.

Le moment de l'intervention est propice.

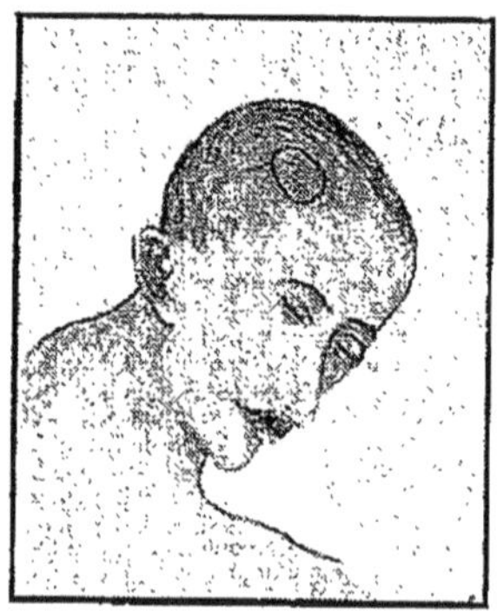

Fig. 2

Par la palpation, on délimite exactement les bords de la fontanelle.

On repère à l'aide d'un crayon communicatif.

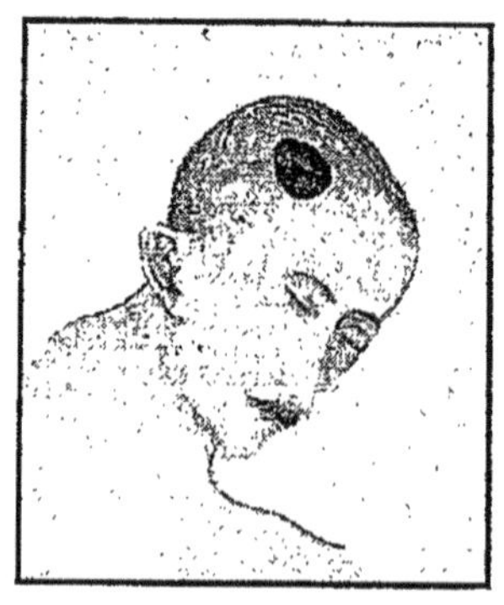

Fig. 3

Pour augmenter la sécurité dans la précision, un gabarit en plomb est découpé et essayé sur le sujet. Il est contrôlé par le chirurgien qui a opéré la trépanation.

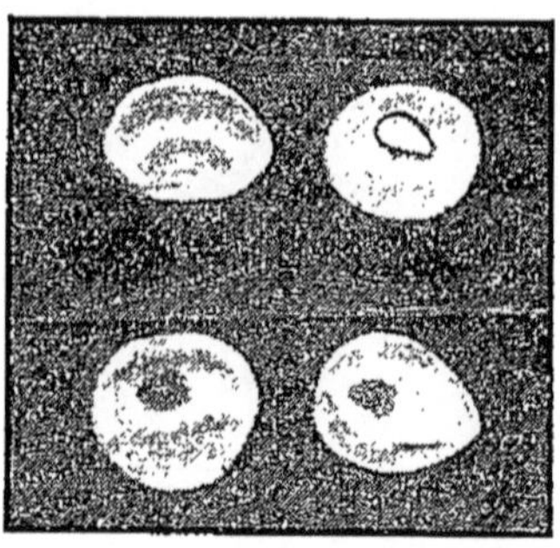

Fig. 4

Moulages au plâtre.

On voit à droite en haut la trace du crayon communicatif reproduite sur le plâtre.

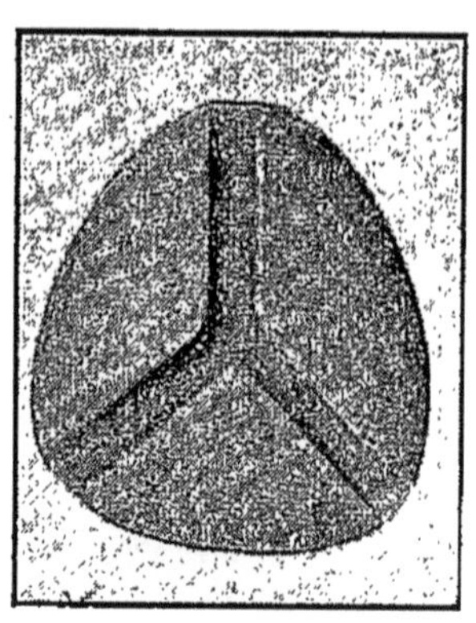

Fig. 5

La cire modelée suivant cette forme nous permettra d'obtenir une plaque d'or estampée de forme convexe et creusée d'une gouttière en Y renversé.

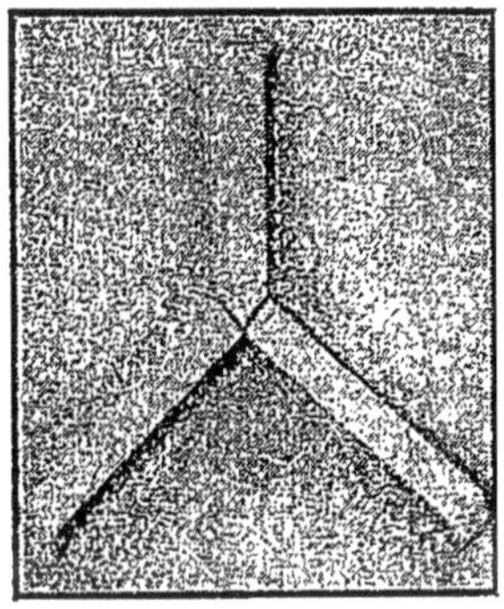

Fig. 6

Les attèles en or fin qui viendront s'encastrer dans la gouttière de la plaque pour former son squelette et, par leurs extrémités recourbées, s'insèreront dans l'épaisseur du pariétal.

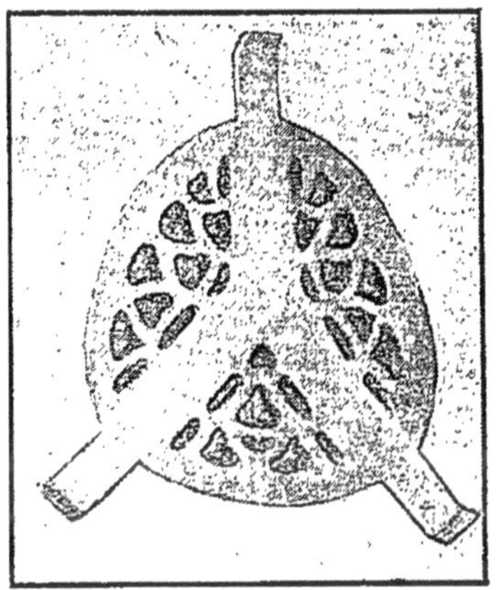

Fig. 7

Ce bouclier renforcé en or très épais offre une très grande résistance et remplacera d'une manière efficace l'os disparu, tout en empêchant les cicatrices vicieuses de se reformer.

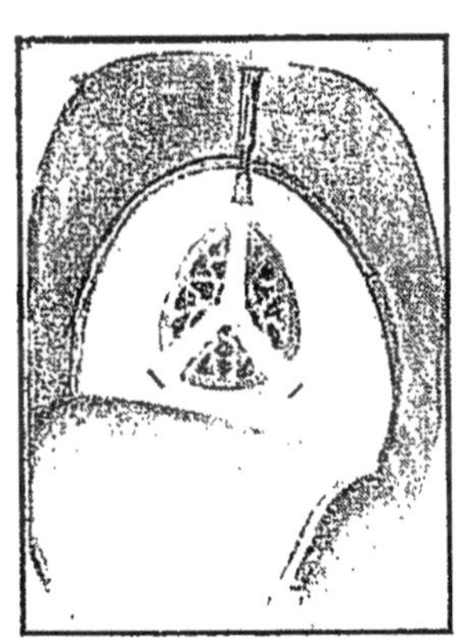

Fig. 7 *bis*

L'appareil en place, les attèles dépassant le bord et allant s'insérer par leurs griffes dans l'épaisseur du pariétal où elles sont rivées.

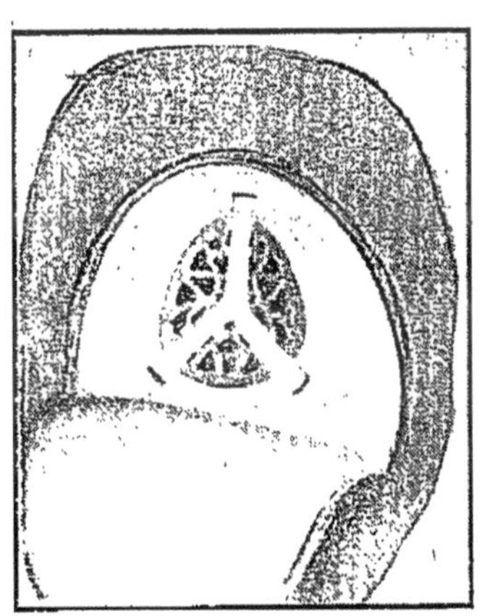

Fig. 8.

Les ouvertures nécessaires aux échanges physiologiques sont ménagées dans l'épaisseur de la plaque de telle façon que la solidité n'est nullement compromise.

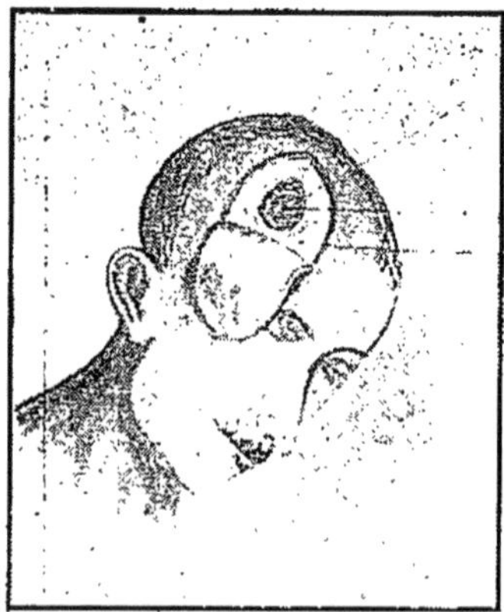

Fig. 9

Un lambeau circulaire est découpé, les brides cicatricielles disséquées et le cuir chevelu rabattu laisse apercevoir la fontanelle et ses bords sur lesquels viendra s'encastrer très exactement l'appareil.

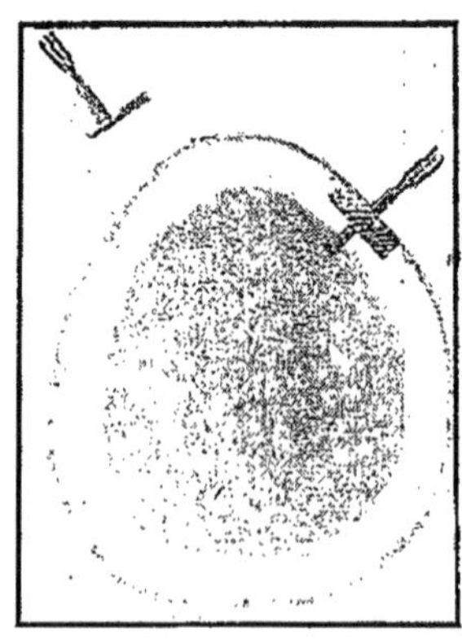

Fig. 10

La gouttière est creusée à l'aide d'une grosse fraise en forme de roue et munie d'un guide pour éviter un glissement accidentel. La rainure est opérée avec une fraise dite à taille transversale.

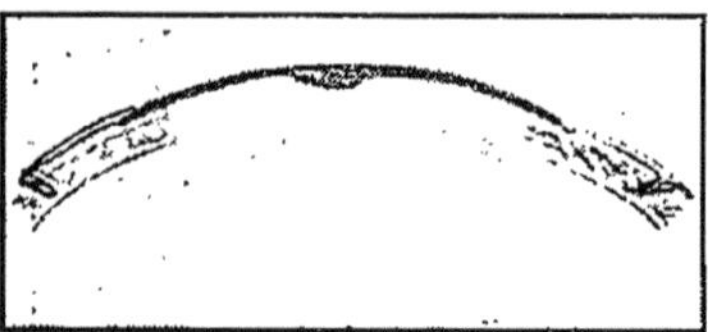

Fig. 11

L'insertion à angle aigu des griffes de l'appareil dans l'épaisseur du pariétal assure une fixité absolue de l'ensemble.

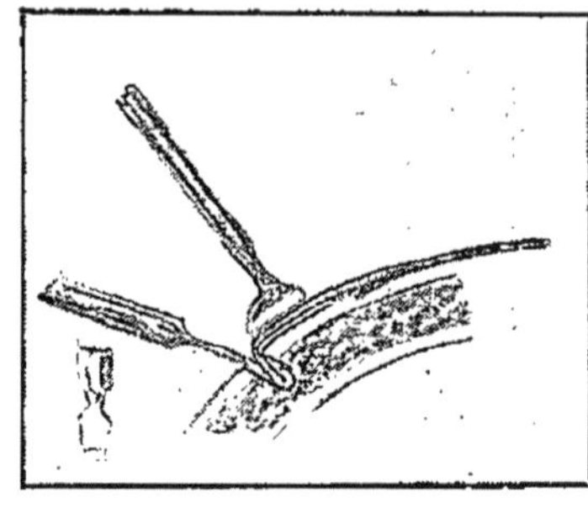

Fig. 12

Au moyen d'un fouloir, les griffes sont rivées à coups de maillet dans la rainure préparée pour les recevoir.

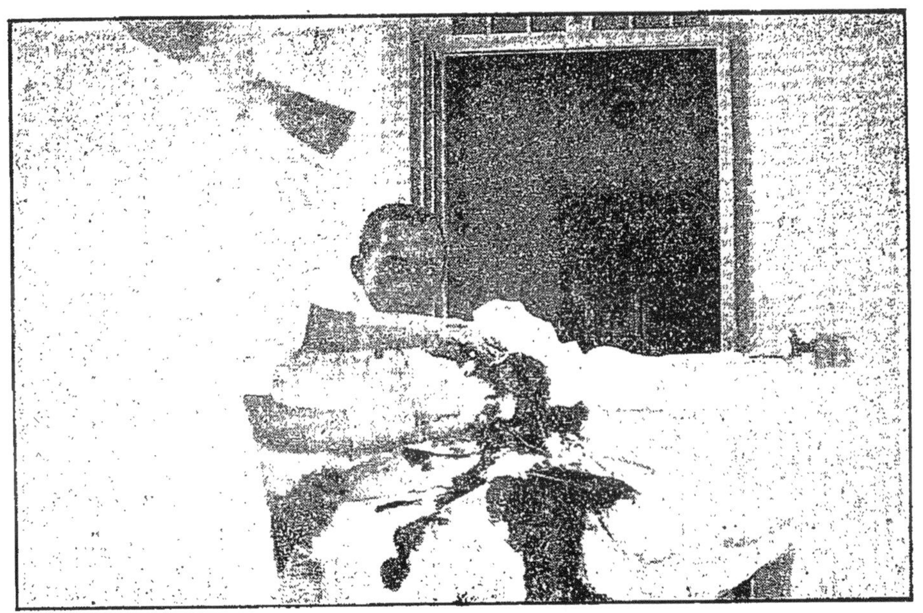

Fig. 13

L'appareil est posé : on l'aperçoit juste au-dessus du tampon de gaze que tient le chirurgien dans sa main droite.

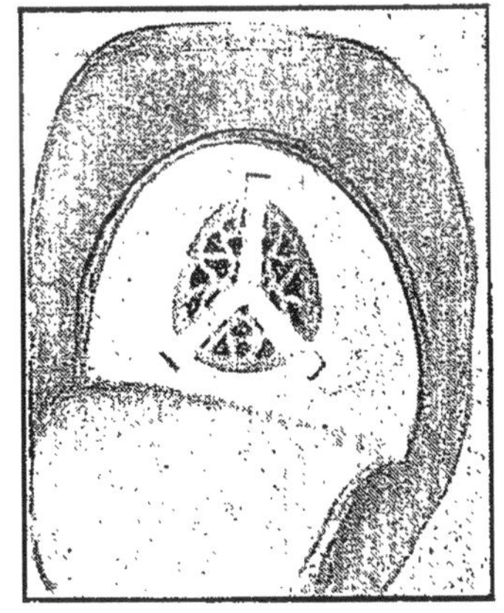

Ci-contre, le schéma montre mieux sa mise en place.

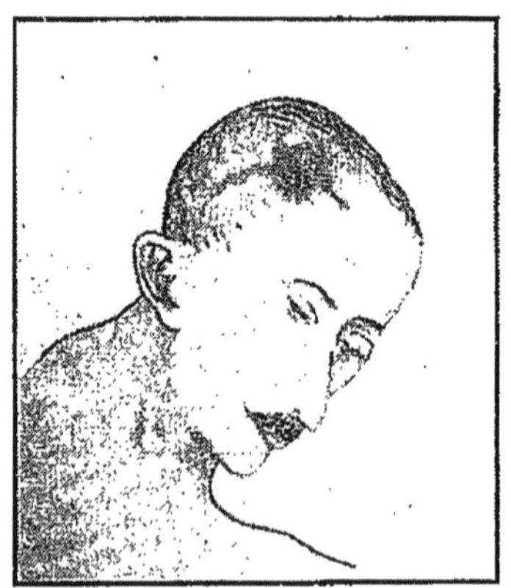

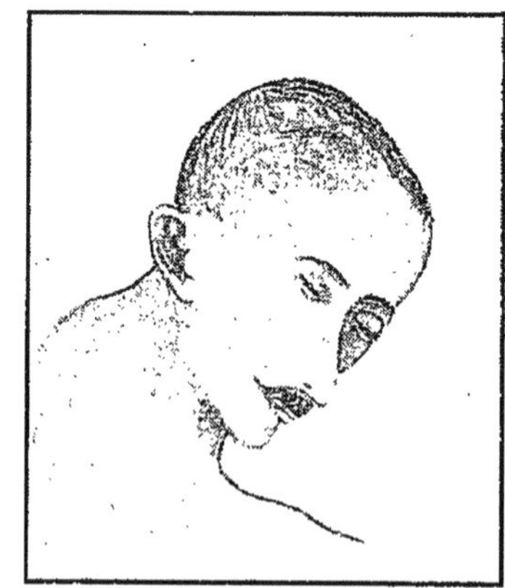

Fig. 14 et 15

La dépression qui s'observait dans la figure de gauche a complètement disparu après cicatrisation quand l'appareil a été posé. La restauration est complète au point de vue esthétique ; elle est bien plus importante au point de vue résultats.

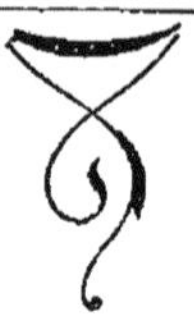

IMPRIMERIE L. CARESTIA
GRASSE

www.ingramcontent.com/pod-product-compliance
Ingram Content Group UK Ltd.
Pitfield, Milton Keynes, MK11 3LW, UK
UKHW020523230726
13925UKWH00005B/2223

9 782014 037418